Baptiste Belvisi
Dominique Saragaglia

**Résultats du cotyle Durom® dans l'arthroplastie totale de hanche**

AF004077

Baptiste Belvisi
Dominique Saragaglia

# Résultats du cotyle Durom® dans l'arthroplastie totale de hanche

177 prothèses à plus de 6 ans de recul moyen

Presses Académiques Francophones

**Impressum / Mentions légales**
Bibliografische Information der Deutschen Nationalbibliothek: Die Deutsche Nationalbibliothek verzeichnet diese Publikation in der Deutschen Nationalbibliografie; detaillierte bibliografische Daten sind im Internet über http://dnb.d-nb.de abrufbar.
Alle in diesem Buch genannten Marken und Produktnamen unterliegen warenzeichen-, marken- oder patentrechtlichem Schutz bzw. sind Warenzeichen oder eingetragene Warenzeichen der jeweiligen Inhaber. Die Wiedergabe von Marken, Produktnamen, Gebrauchsnamen, Handelsnamen, Warenbezeichnungen u.s.w. in diesem Werk berechtigt auch ohne besondere Kennzeichnung nicht zu der Annahme, dass solche Namen im Sinne der Warenzeichen- und Markenschutzgesetzgebung als frei zu betrachten wären und daher von jedermann benutzt werden dürften.

Information bibliographique publiée par la Deutsche Nationalbibliothek: La Deutsche Nationalbibliothek inscrit cette publication à la Deutsche Nationalbibliografie; des données bibliographiques détaillées sont disponibles sur internet à l'adresse http://dnb.d-nb.de.
Toutes marques et noms de produits mentionnés dans ce livre demeurent sous la protection des marques, des marques déposées et des brevets, et sont des marques ou des marques déposées de leurs détenteurs respectifs. L'utilisation des marques, noms de produits, noms communs, noms commerciaux, descriptions de produits, etc, même sans qu'ils soient mentionnés de façon particulière dans ce livre ne signifie en aucune façon que ces noms peuvent être utilisés sans restriction à l'égard de la législation pour la protection des marques et des marques déposées et pourraient donc être utilisés par quiconque.

Coverbild / Photo de couverture: www.ingimage.com

Verlag / Editeur:
Presses Académiques Francophones
ist ein Imprint der / est une marque déposée de
OmniScriptum GmbH & Co. KG
Heinrich-Böcking-Str. 6-8, 66121 Saarbrücken, Deutschland / Allemagne
Email: info@presses-academiques.com

Herstellung: siehe letzte Seite /
Impression: voir la dernière page
**ISBN: 978-3-8416-3013-1**

Zugl. / Agréé par: Grenoble, Université Joseph Fourier, Faculté de Médecine, 2014

Copyright / Droit d'auteur © 2014 OmniScriptum GmbH & Co. KG
Alle Rechte vorbehalten. / Tous droits réservés. Saarbrücken 2014

# RESULTATS CLINIQUES ET RADIOLOGIQUES DU COTYLE DUROM® DANS L'ARTHROPLASTIE TOTALE DE HANCHE : 177 PROTHESES A PLUS DE 6 ANS DE RECUL MOYEN

Dr. Baptiste BELVISI
Pr. Dominique SARAGAGLIA

**Université Joseph Fourier. Faculté de Médecine de Grenoble**

# Sommaire

| | |
|---|---|
| Introduction | 5 |
| Matériel et Méthodes | 7 |
|     Type d'étude | 7 |
|     La série | 7 |
|     L'intervention chirurgicale | 10 |
|     La révision | 15 |
|     Méthodes statistiques | 17 |
| Résultats | 19 |
|     Complications | 19 |
|     Résultats cliniques | 21 |
|     Résultats radiologiques | 23 |
|     Echecs et analyse de survie | 24 |
| Discussion | 29 |
|     Analyse des résultats cliniques | 29 |
|     Analyse de la survie | 31 |
|     Analyse des échecs | 34 |
|     Analyse des résultats subjectifs | 38 |
|     Suivi des patients | 40 |
|     Allergie aux métaux | 41 |
|     Limites de l'étude | 42 |
| Conclusion | 44 |
| Références | 46 |

# **Introduction**

L'arthroplastie totale de hanche a récemment été qualifiée dans *The Lancet* d'intervention chirurgicale du siècle [1], pour son efficacité en terme d'indolence, et de retour à une fonction satisfaisante.

Cependant, cette intervention présente toujours certains enjeux, comme l'augmentation de la durée de vie de l'implant et la diminution des complications postopératoires, particulièrement chez les patients jeunes. C'est dans cette optique que le couple de frottement métal-métal a été réhabilité par Weber en 1988 [2,3], afin de réduire l'usure des implants, et ainsi d'allonger sa durée de vie [4]. Par la suite l'utilisation de têtes de grand diamètre a permis d'augmenter les amplitudes articulaires [5,6], et de diminuer le risque de luxation [7,8]. Le cotyle Durom® (Zimmer, Étupes, France) fait partie des cotyles de nouvelle génération à couple de frottement métal-métal à grosse tête.

Les registres nationaux de grande ampleur ont montré récemment un taux d'échec important du couple de frottement métal-métal, à court terme, avec des complications classiques (descellements précoces) ou spécifiques (réactions allergiques aux débris métalliques) [9–12]. Il y est précisé que le couple de frottement de référence reste le métal-polyéthylène. Ainsi depuis 2013, les autorités de santé françaises ne recommandent plus la pose de prothèses métal-métal à grosse tête, et il ne s'agit pas ici de les réhabiliter.

Le cotyle Durom®(Zimmer, Étupes, France) a été implanté dans notre structure entre 2005 et 2009. Étant donné qu'il n'existe pas dans la littérature de résultats à moyen et à long terme, il nous a semblé capital d'en analyser les résultats à un recul plus important que les séries existantes.

L'objectif de ce travail était d'évaluer les résultats cliniques et radiologiques d'une série de 177 cotyles Durom® (Zimmer, Étupes, France) à un recul minimum de 6 ans, de dresser sa courbe de survie et de la comparer aux autres cotyles du marché.

Notre hypothèse de départ était que le cotyle Durom® présenterait des résultats cliniques comparables (voire supérieurs) à ceux du couple de frottement de référence métal-polyéthylène avec un taux de luxation moindre.

# Matériel et Méthodes

## Type d'étude

Il s'agit d'une étude rétrospective continue, monocentrique et mono-opérateur, sur une série de patients opérés entre août 2005 et août 2008 d'une prothèse totale de hanche (PTH) de première intention.

Les critères d'inclusion étaient des patients âgés de moins de 70 ans (n= 170), ou des patients de plus de 70 ans présentant un score d'activité de Devane maximal [13] [annexe 1] ou des facteurs de risques d'usure précoce (obésité, activités physiques intenses) (n= 7). Les critères d'exclusion étaient les femmes jeunes en âge de procréer, en raison du risque tératogène théorique, lié au relargage sanguin d'ions métalliques [14].

## La série

La série était composée de 165 patients (177 PTH), 88 hommes (95 PTH) et 77 femmes (82 PTH) âgés en moyenne de 57.6 +/- 9.4 ans (31 à 76 ans). 79 ont été opérés du côté droit, 74 du côté gauche et 12 de manière bilatérale. L'indice de masse corporelle (IMC) était en moyenne de 27.6 +/- 5.4 Kg/m$^2$ (16 à 50).

Les causes d'implantation de la prothèse étaient :

- La coxarthrose dans 147 cas : 128 étaient des coxarthroses centrées dégénératives, 11 étaient sur dysplasie cotyloïdienne (3 stade IV, 3 stade III, et 5 stade II selon la classification de Tonnis), 4 étaient sur protrusion acétabulaire, et 4 étaient post-traumatiques après fracture du cotyle.
- L'ostéonécrose dans 30 cas : 21 étaient une ostéonécrose aseptique de la tête fémorale (ONATF), 8 étaient une ostéonécrose post-traumatique après fracture cervicale vraie, et 1 était une ostéonécrose post-arthrite septique (figure 1).

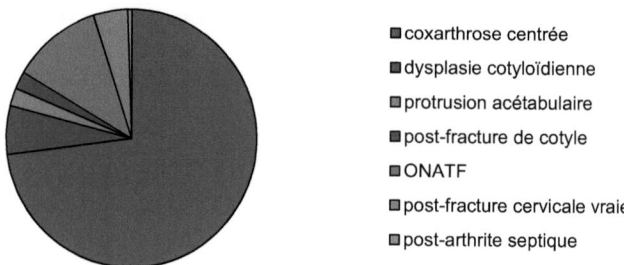

**Figure 1 : Etiologies**

157 hanches étaient vierges de toute intervention. Pour 20 hanches (11%), une intervention chirurgicale antérieure avait été réalisée. Il s'agissait dans 11 cas (6.2%) d'une ostéosynthèse du col fémoral ou du cotyle, dans 8 cas (4.5%) d'une chirurgie correctrice de dysplasie cotyloïdienne, et dans 1 cas d'un lavage d'arthrite septique.

Selon l'échelle d'activité globale de Devane [13], 3 patients étaient grade IV, 63 étaient grade III, 91 étaient grade II et 8 étaient grade I (score Devane moyen 2.4 +/- 0.6). Concernant la classification de Charnley [15] [annexe 2], 120 (72%) étaient classés A, 41 (25%) étaient classés B, et 4 patients (2 %) étaient classés C.

Le score de Postel Merle d'Aubigné (PMA) [16] [annexe 3] préopératoire moyen était de 9.7 +/- 2.7 points (4 à 14) avec un score douleur moyen à 2, un score mobilité à 4.5, et un score marche à 3.5. Le score de Harris [17] [annexe 4] préopératoire moyen était de 45.2 +/- 15.3 points (9 à 83) avec un score douleur moyen de 13.9, un score marche de 15.5, un score activités de 8.9, un score mobilité de 4.1 et un score déformation de 2.8.

Les allergies et antécédents atopiques ont été systématiquement recherchés à l'interrogatoire lors de la consultation préopératoire à partir de fin 2006 : 28 patients (19.2%) présentaient un terrain allergique : 10 (6.8%) étaient asthmatiques, 3 (1.7%) se déclaraient allergiques aux métaux ou bijoux ordinaires, 4 (2.6%) avaient eu des antécédents d'allergie cutanée (dermatite atopique, urticaire), et 11 (7.5%) se déclaraient sensibilisés à d'autres allergènes (venins d'hyménoptère, pollens, latex, fruits de mer).

## L'intervention chirurgicale

Toutes les interventions ont été réalisées par le même opérateur (Pr D. Saragaglia). La planification préopératoire était réalisée sur un cliché de bassin de face, numérisé à taille réelle, et contrôlé par le calibrage d'une bille de 28mm entre les jambes du patient située à hauteur présumée de l'articulation coxo-fémorale. Une rotation interne de hanche de 20° permettait de bien dérouler le col fémoral, chaque fois que possible et surtout du côté opposé s'il était sain. Des calques prothétiques en taille réelle ont permis de planifier préférentiellement sur la hanche controlatérale la taille de la prothèse, la latéralisation et surtout la hauteur de coupe du col fémoral afin d'éviter toute inégalité de longueur des membres inférieurs.

La voie d'abord était postéro-externe réduite selon Moore, en décubitus latéral, conservant le muscle piriforme. La capsule articulaire était refermée en fin d'intervention, afin d'améliorer la stabilité et la lubrification du couple de frottement.

En début d'expérience, le fraisage du cotyle était effectué « taille pour taille », selon les recommandations du fabricant. Cependant l'observation d'absence de contact intime entre l'arrière-fond acétabulaire et la pièce cotyloïdienne, sur certains clichés radiologiques postopératoires immédiats nous a conduit rapidement à sur-fraiser de 1 mm ou 2 mm au dessus de la taille du cotyle implanté. Ainsi, 21 cotyles ont été fraisés taille pour taille, 10 cotyles ont été sur-fraisés de 1 mm et 146 cotyles (82,5%) ont été sur-fraisés de 2mm.

Le composant acétabulaire implanté était le cotyle Durom® (Zimmer, Etupes, France), un implant monobloc en Chrome-Cobalt forgé, à forte teneur en carbone (Metasul®), revêtu de titane pur vaporisé sous vide (Porolock® Ti VPS), dont la taille des pores varie de 20 à 60µm. Cette pièce cotyloïdienne est une hémisphère tronquée, équipée de 3 ailettes en spires circonférentielles favorisant la fixation primaire équatoriale (figure 2).

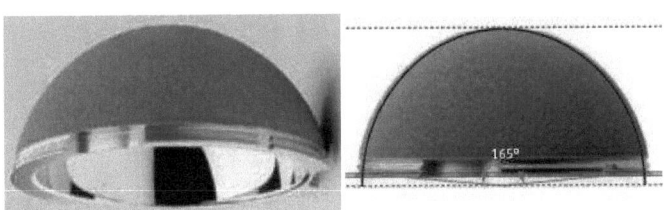

**Figure 2 : le composant acétabulaire : cotyle Durom®, hémisphère tronquée avec ailettes circonférentielles**

Le diamètre des cupules implantées variaient de 44 à 62 mm (figure 3).

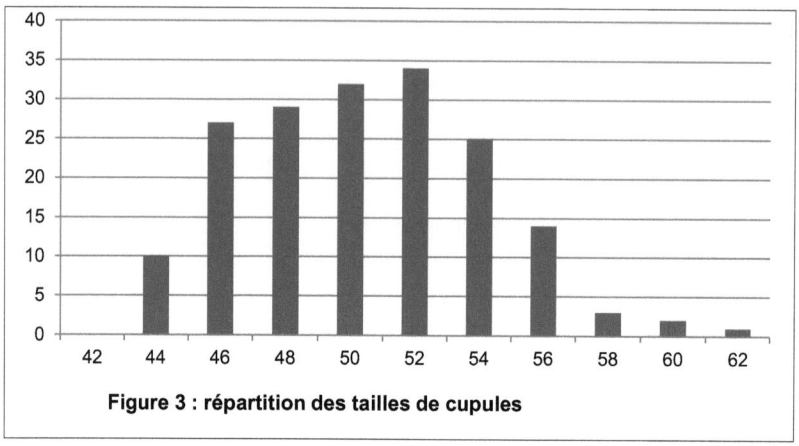

Figure 3 : répartition des tailles de cupules

Dans la majorité des cas, la taille de l'implant cotyloïdien correspondait à celle de la tête fémorale retirée, afin d'éviter tout conflit entre les ailettes de l'implant et le tendon du muscle psoas.

Le composant fémoral était une tige PF® (Zimmer, Etupes, France) dans 100% des cas (figure 4). Il s'agissait d'une tige quadrangulaire autobloquante à rainurage proximal en relief (24 tiges de taille 4, 22 taille 5, 33 taille 6, 49 taille 7, 32 taille 8, 14 taille 9 et 3 taille 10). Dans 165 cas (93%) elle était non cimentée, en titane revêtu d'hydroxyapatite. Le revêtement était partiel, sur sa moitié proximale, induisant une ostéointégration secondaire purement métaphysaire. Dans 12 cas, elle était en acier inoxydable à haute teneur en azote et cimentée. Les raisons du cimentage étaient la survenue d'un refend peropératoire sur l'éperon de Merkel, une mauvaise qualité de l'os spongieux métaphysaire, ou le sentiment d'être entre deux tailles de tiges. 2 offsets de tiges étaient disponibles, un offset standard (74 hanches) et un offset latéralisé (103 hanches), dont le choix était décidé sur la planification préopératoire, en s'adaptant à l'offset de la hanche native.

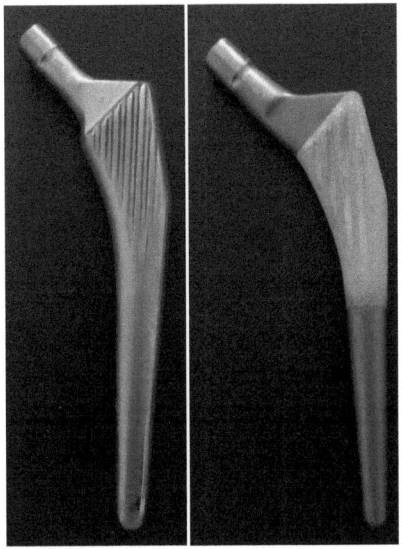

**Figure 4 : le composant fémoral : la tige PF® standard (à gauche) ou latéralisée (à droite), à cimenter (à gauche) ou partiellement revêtue d'hydroxyapatite (à droite)**

Les têtes fémorales implantées étaient de grand diamètre, c'est-à-dire supérieur à 36mm. La taille moyenne des têtes fémorales était de 44.4 +/- 4.6 mm (38 à 56mm) (figure 5). Elle était dépendante de la taille du cotyle implanté (6 mm de moins que le diamètre du cotyle).

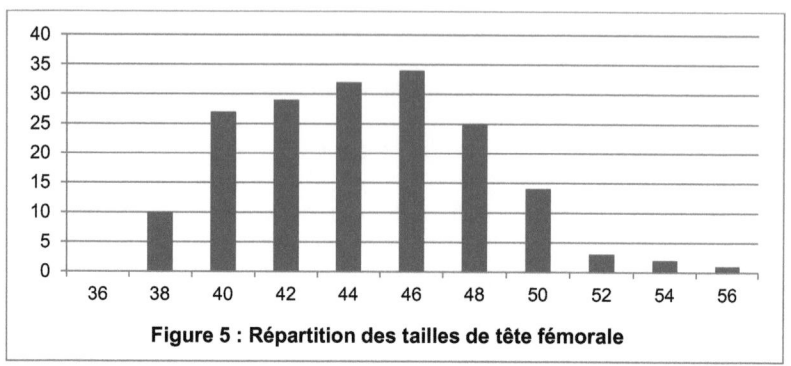

**Figure 5 : Répartition des tailles de tête fémorale**

La tête était en Chrome Cobalt à forte teneur en Carbone (Metasul®) et correspondait à deux tiers de sphère. Celle-ci était montée sur le cône morse de l'implant fémoral par un manchon adaptateur en Chrome Cobalt (figure 6). Il existait 3 longueurs différentes de col (court : -4mm, standard et long : +4mm) dont le choix était effectué en peropératoire. Ce sont les cols courts qui ont été utilisés de préférence afin de diminuer la latéralisation potentielle induite par une tête de grand diamètre. Ainsi, 133 cols courts (75%) ont été implantés, 40 cols moyen (23%), et seulement 4 cols longs (2%).

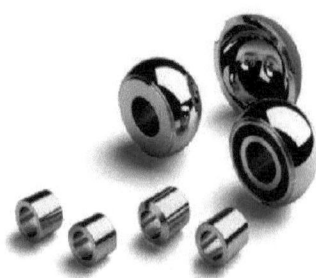

Figure 6 : manchon adaptateur en chrome-cobalt faisant varier la longueur du col

Une antibioprophylaxie peropératoire a été réalisée selon les recommandations de la Société Française d'Anesthésie Réanimation, puis poursuivie pendant 24h postopératoires. La prévention de la maladie thromboembolique a été réalisée par de l'héparine de bas poids moléculaire, à défaut de contre-indications, pendant 1 mois, selon les recommandations de la Haute Autorité de Santé.

## La révision

Tous les patients on été revus cliniquement avec un recul supérieur à 6 ans, par l'opérateur ou par un examinateur indépendant [annexe 5]. Les résultats fonctionnels ont été évalués par le score de Postel Merle d'Aubigné [16], le score de Harris [17], le score d'activité globale de Devane [13] et la stadification selon Charnley [15]. Les résultats subjectifs ont été recueillis en cinq stades : très satisfait, satisfait, moyennement satisfait, déçu, mécontent, et nous avons demandé aux patients s'il avaient « oublié » leur hanche prothétique.

L'évaluation radiologique a été réalisée systématiquement, grâce à des radiographies de hanche de face et de profil et une radiographie de bassin debout de face. Nous avons analysé le positionnement et l'intégration des implants. L'inclinaison de l'implant cotyloïdien a été mesurée par rapport à la perpendiculaire à la ligne des U radiologiques. L'intégration de la tige fémorale a été évaluée par la classification de Engh et Massin appliquée aux revêtements d'hydroxyapatite [18] [annexe 6]. Le score ARA appliqué au cotyle décrit par Geesink et Epinette nous a permis d'évaluer l'ostéointégration de la pièce cotyloïdienne [19] [annexe 7]. Nous avons recensé les liserés et les zones d'ostéocondensation périprothétique. Chaque lésion a été cartographiée selon les zones définies par De Lee et Charnley [20] [annexe 8] pour le cotyle, et par Gruen pour le fémur [21] [annexe 9]. Les calcifications postopératoires ont été analysées en fonction de la classification de Brooker [22] [annexe 10].

Les phénomènes de réaction adverse aux débris métalliques ont été recensés. La présence de douleurs inexpliquées, d'ostéolyse, ou de géodes a conduit à la réalisation systématique d'une échographie, à la recherche d'un épanchement ou d'une masse intra-articulaire ou périprothétique. En cas d'absence d'épanchement à l'échographie, une surveillance rapprochée clinique et échographique était mise en place.

Si l'échographie était concordante avec la symptomatologie clinique et radiologique, une reprise chirurgicale était envisagée. Des dosages ioniques sanguins de chrome et de cobalt et une scintigraphie au

Technétium 99 ont souvent été réalisés afin d'étayer le diagnostic, mais ils n'ont été ni systématiques ni discriminants.

La preuve histologique de la réaction adverse aux débris métalliques a été apportée par le score histologique des réactions d'ALVAL (Adverse Lymphocytic Vasculitis Associated Lesion) sur 10 points, décrit par Doorn [23] [annexe 11].

## Méthodes statistiques

Les caractéristiques de la série ont été décrites en moyenne et écart-type pour les variables continues, et en pourcentages pour les valeurs catégorielles. Nous avons utilisé le logiciel Excel™ Microsoft Office (Redmond, USA).

L'analyse statistique a été réalisée à l'aide du Logiciel XLStats™ (Addinsoft, Paris, France). Les valeurs quantitatives ont été comparées par un test t de Student, qui était statistiquement significatif pour une valeur de $p < 0,05$.

La méthode de Kaplan Meyer nous a permis l'analyse univariée de la survie avec un intervalle de confiance de 95%. Le critère de censure était défini par la reprise chirurgicale avec changement prothétique cotyloïdien, lié à une faillite du couple de frottement ou un descellement aseptique.

# Résultats

165 patients (177 hanches) ont été opérés entre août 2005 et août 2008, et ont été reconvoqués à partir de mars 2012. 9 patients (5.6 %) étaient décédés pour des raisons indépendantes de la chirurgie de hanche (dont 1 bilatérale) et 10 patients (6.2%) ont été perdus de vue (dont 1 bilatérale). Les résultats portent donc sur 156 hanches (146 patients) avec un taux de révision de 88.1 % et un recul moyen de 80 +/- 9.3 mois (72-104), soit 6 ans et 8 mois.

## Complications

### Evènements indésirables per-opératoires :

Nous avons colligé 3 refends de l'éperon de Merkel, lors de la mise en place de l'implant fémoral. Ils ont nécessité une stabilisation par cerclage au fil métallique et le cimentage de la tige. L'appui n'a pas été retardé et les suites opératoires ont été simples. Dans 2 cas un fût fémoral trop étroit a nécessité un alésage. Dans un cas de dysplasie cotyloïdienne congénitale, il a été nécessaire de réaliser une greffe osseuse de l'arrière fond du cotyle.

**Complications précoces :**

6 patients ont présenté une thrombose veineuse profonde, dont 2 ont été compliquées d'embolie pulmonaire. Ils ont été traités par anticoagulation à dose curative, sans conséquences sur la cicatrisation et les suites opératoires.

Nous avons été confrontés à 3 cas de retard de cicatrisation. Dans 2 cas, des soins locaux ont été suffisants et dans 1 cas un traitement antibiotique a été associé et a permis une bonne évolution.

Un patient a chuté dans le service au sixième jour d'hospitalisation. Il a présenté une fracture périprothétique de type B selon la classification de Vancouver. Elle a nécessité une reprise chirurgicale précoce pour ostéosynthèse et mise en place d'une tige fémorale cimentée.

**Complications tardives :**

*Septiques :* 6 sepsis profonds tardifs à plus de 1 an ont été recensés. 2 révisions chirurgicales sans changement d'implant ont permis la guérison. La tenue des implants était alors testée comme excellente. 4 révisions avec changement bipolaire des implants en un temps ont été nécessaires pour les autres patients. La tenue de l'implant acétabulaire était alors tout à fait satisfaisante, mais l'ablation a pu être réalisée sans perte de substance osseuse. Tous les patients ont bénéficié d'une antibiothérapie probabiliste secondairement adaptée à l'antibiogramme. Le germe mis en cause a été 4 fois *Staphylococcus aureus* sensible à la méthicilline, et 2 fois *Propionibacterium acnes*. Le délai moyen de reprise chirurgicale était de 50 mois (de 12 à 78 mois).

*Aseptiques :* 1 patient a présenté un descellement précoce de la tige fémorale à 9 mois de l'intervention. Une reprise chirurgicale a été nécessaire, pour changement unipolaire et mise en place d'une tige fémorale cimentée. La tenue du cotyle était alors excellente. 1 patient a présenté une fracture périprothétique sans descellement à 8 ans de l'intervention. Un traitement orthopédique a été réalisé dans une autre structure.

Un patient s'est plaint d'une hypoesthésie transitoire dans le territoire du nerf sciatique sans composante motrice ni signes à l'électroneuromyogramme.

Aucun épisode de luxation prothétique n'a été retrouvé.

## Résultats cliniques

L'âge moyen à la révision était de 64.2 +/- 9.4 ans (38 à 81). Selon Charnley, sur les 156 hanches réévaluées au dernier recul, 129 étaient classées A, 7 classées B, et 20 classées C. Le score d'activité de

Devane moyen postopératoire était de 3.7 +/- 0.7 (2 à 5). L'amélioration était statistiquement significative : p<0.0001. [annexe 12]

**Résultats objectifs :**

Le score PMA moyen est passé de 9.7 +/- 2.7 points (4 à 14) à 17.4 +/- 1.7 points (15 à 18) au plus grand recul (5.7 pour le score douleur, 5.9 pour le score mobilité, 5.9 pour le score marche). Après discrétisation, 94.9 % des patients avaient un bon ou très bon résultat (PMA supérieur à 16). Le score de Harris moyen est passé de 45.2 +/- 15.3 points (9 à 83) à 96.3 +/- 7.0 points (75 à 100) (42.0 pour le score douleur, 31.8 pour le score marche, 13.6 pour le score activités, 4.9 pour le score mobilité, 4.0 pour le score déformation). Après discrétisation, 95.6 % des patients étaient supérieurs à 80. L'amélioration des scores PMA et Harris était statistiquement significative entre l'évaluation préopératoire et postopératoire : p<0.0001 [annexe 13]. Pour chaque item du PMA (douleur, mobilité, marche) [annexe 14] et pour chaque item du Harris (douleur, activité, marche, mobilité, anomalies) [annexe 15], la différence était statistiquement significative à p<0.0001.

**Résultats subjectifs :**

132 patients (90.4 %) étaient satisfaits ou très satisfaits à plus de 6 ans de recul, 9 patients (6.2%) étaient moyennement satisfaits, 5 (3.4%)

étaient déçus, 0 (0%) étaient mécontents. 111 (71.2%) disaient avoir « oublié » leur hanche prothétique.

## Résultats radiologiques

L'inclinaison moyenne des cotyles par rapport à la verticale à la ligne des « U » radiologiques était de 55.9° +/- 5.1 (40 à 69), 1 seul cotyle avait une inclinaison inférieure à 45°.

Une ostéolyse ou une géode de l'arrière-fond cotyloïdien a été retrouvée chez 9 patients (5.7%) : 7 en zone 1, 2 en zone 1 et 2 selon De Lee. Un liseré péri-cotyloïdien a été retrouvé chez 6 patients : 3 en zone 1, 2 en zone 2 et 1 en zone 3 selon De Lee. Le score ARA moyen d'ostéointégration du cotyle décrit par Epinette était de 5.8 +/- 0.4 (1 à 6).

5 patients (3.2%) présentaient une ostéolyse autour de la tige fémorale : 4 en zone 7 (éperon de Merkel), et 1 en zone 4-5 selon Gruen. Il a été retrouvé un liseré non évolutif autour de la tige fémorale chez 2 patients (en zone 7 selon Gruen). Le score d'ostéointégration moyen des 144 tiges fémorales non-cimentées décrit par Engh et Massin était de 25.6 +/- 4.7 (16.5 à 27), soit 9.7 pour le score fixation et 16.5 pour le score stabilité.

D'après la classification de Brooker des calcifications périprothétiques postopératoires, 142 hanches (91%) étaient stade 0, 7 hanches (4.5%) étaient stade 1, 4 hanches (3%) étaient stade 2, et 3 hanches (2%) étaient stade 3.

Aucune usure anormale d'implant ou fracture d'implant n'a été constatée au dernier recul.

## Echecs et analyse de survie

15 patients (10.2%) conservaient des douleurs chroniques de la hanche prothésée. Une échographie a donc été réalisée, qui a mis en évidence un épanchement intra-articulaire chez 5 patients (6 hanches). Une zone d'ostéolyse de l'arrière-fond du cotyle (4 hanches) ou de l'éperon de Merkel (2 hanches) a été retrouvée chez ces 5 patients. Les dosages ioniques lorsqu'ils étaient réalisés (dans 3 cas sur 6), étaient également en faveur d'une réaction adverse aux débris métalliques (cobaltémie > 7µg/L).

Ces 5 patients (6 hanches) ont donc bénéficié d'une reprise chirurgicale avec changement de couple de frottement au profit d'un cotyle à double mobilité, à couple dur-mou (métal-polyéthylène). Les résultats des prélèvements anatomopathologiques ont confirmé que la réaction adverse aux débris métalliques était la cause de l'échec de l'implant acétabulaire (Tableau 3). Au dernier recul (12 à 74 mois), les scores fonctionnels étaient maximaux pour ces 5 patients.

Les patients douloureux ne présentant pas d'épanchement intra-articulaire ont bénéficié d'une surveillance clinique et échographique rapprochée.

Une patiente a présenté un descellement cotyloïdien avec migration de l'implant à 34 mois, par effondrement d'une géode arthrosique, déjà présente en préopératoire. Une reprise chirurgicale a donc été réalisée pour changement d'implant acétabulaire avec armature métallique. Les résultats des prélèvements anatomopathologiques ont confirmé qu'il ne s'agissait pas d'une réaction adverse aux débris métalliques mais d'un descellement aseptique. Au dernier recul (48 mois) les scores fonctionnels étaient très bons (PMA 17 et Harris 96).

Ainsi, nous avons dénombré 7 échecs cotyloïdiens imputables au cotyle Durom® (4.5%). En considérant comme échec toute reprise chirurgicale imputable au cotyle Durom® (descellement aseptique et faillite du couple de frottement) le taux de survie du cotyle Durom® à un recul moyen de 80 mois était de 95.5% (figure 7).

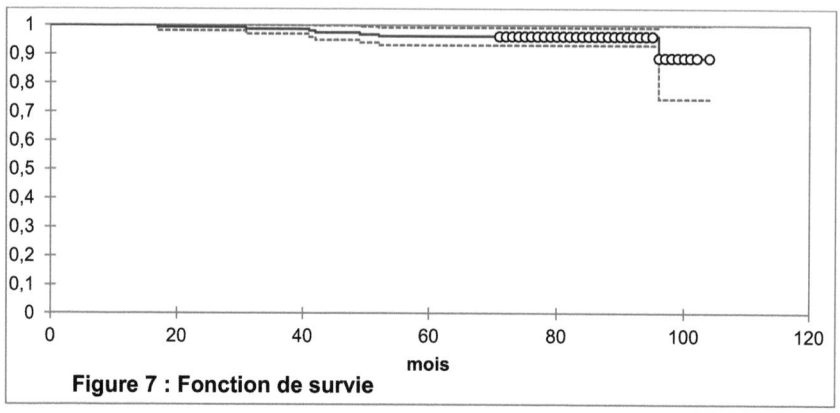

**Figure 7 : Fonction de survie**

L'échantillon des échecs rassemblait donc 4 femmes et 2 hommes (1 bilatéral), l'âge à l'intervention était en moyenne de 54.5 ans, l'IMC moyen était de 29.9 (Tableau 1).

La taille des cotyles était en moyenne de 49.4mm (1 taille 44, 1 taille 46, 2 tailles 50, 3 tailles 52), le col était le plus souvent court. La tige était latéralisée dans 5 cas et standard dans 2 cas. L'inclinaison du cotyle était de 53.9° en moyenne (Tableau 2).

Même si cet échantillon présentait une majorité de femmes et un IMC plus élevé que le reste de la série, nous n'avons pas pu mettre en évidence de relation statistique entre les échecs et la série globale en ce qui concerne l'inclinaison, le diamètre des cotyles, le sexe, l'âge ou l'IMC, probablement en raison du faible nombre d'échecs.

Le délai moyen de reprise des échecs cotyloïdiens a été précoce puisque de 34 mois (Tableau 3).

| Cas | 1 | 2 | 2 bis | 3 | 4 | 5 | 6 |
|---|---|---|---|---|---|---|---|
| Sexe | F | M | M | F | F | M | F |
| Age (ans) | 58 | 37 | 38 | 72 | 50 | 59 | 68 |
| IMC | 32,9 | 24,8 | 24,8 | 32,7 | 32,5 | 31,2 | 30,5 |
| Etiologie | coxarthrose primitive | ONATF | ONATF | coxarthrose primitive | coxarthrose primitive | coxarthrose primitive | coxarthrose primitive |
| Allergies | nickel | venin d' hyménoptère | venin d' hyménoptère | pollens | | fruits de mer | |

**Tableau 1 : Caractéristiques démographiques des échecs cotyloïdiens**

| Cas | 1 | 2 | 2 bis | 3 | 4 | 5 | 6 |
|---|---|---|---|---|---|---|---|
| sur-fraisage (mm) | 2 | 2 | 2 | 2 | 2 | 2 | 2 |
| Taille de la tête (mm) | 40 | 46 | 46 | 44 | 38 | 46 | 44 |
| Col (mm) | standard | court | court | court | court | standard | court |
| Tige | latéralisée | latéralisée | latéralisée | latéralisée | standard | latéralisé | standard |
| Ciment | non | non | non | non | non | non | oui |
| Inclinaison du cotyle (°) | 56 | 54 | 50 | 54 | 54 | 55 | 54 |

**Tableau 2 : Caractéristiques des implants des échecs cotyloïdiens**

| Cas | 1 | 2 | 2 bis | 3 | 4 | 5 | 6 |
|---|---|---|---|---|---|---|---|
| Aspect radiographique | Ostéolyse Merkel | Ostéolyse arrière-fond cotyle | Ostéolyse arrière-fond cotyle | Ostéolyse Merkel et cotyle | Ostéolyse Merkel et cotyle | Ostéolyse arrière-fond cotyle | migration cotyloïdienne |
| épanchement échographique | + | + | + | + | + | + | |
| scintigraphie | + | | | + | + | 0 | |
| cobaltémie (µg/L) | | élevée (11,7) | élevée (11,7) | | | élevée (15,2) | |
| délai de révision (mois) | 54 | 41 | 31 | 49 | 17 | 96 | 34 |
| constatations péropératoires | tissu crayeux | kyste séreux, métallose | kyste séreux, métallose | tissu crayeux | Kyste séreux | Kyste séreux | Effondrement géode de l'arrière-fond |
| tenue du cotyle | bonne | bonne | bonne | mobile | mobile | bonne | mobile |
| prélèvements bactériologiques | stériles | stériles | stériles | stériles | stériles | stériles | stériles |
| score histologique ALVAL (/10) | 8 | 9 | 9 | 9 | 8 | 9 | 1 |

**Tableau 3 : Caractéristiques des reprises des échecs cotyloïdiens**

En considérant comme échec une reprise avec changement d'implant pour toute étiologie confondue (septique et aseptique), le taux de survie globale à 80 mois de recul moyen a été de 91.7% (figure 8).

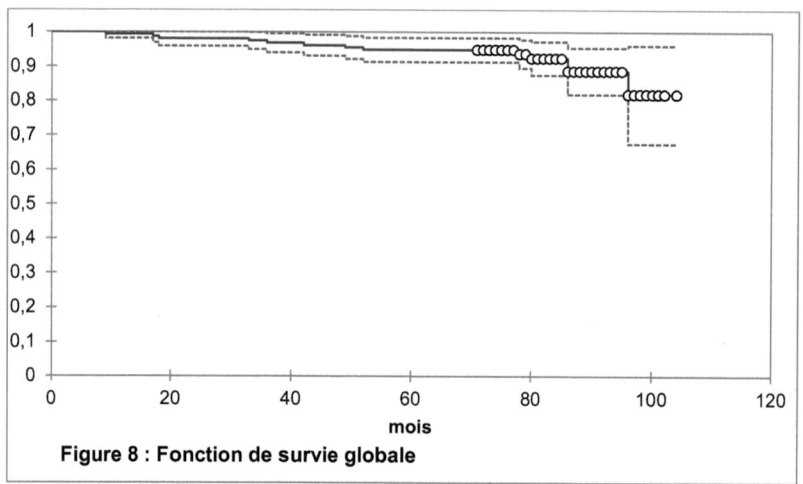

**Figure 8 : Fonction de survie globale**

# Discussion

Cette étude montre un important taux de survie à plus de 6 ans de recul moyen du cotyle Durom® (95.5%). Elle met cependant en évidence un taux de complications spécifiques non négligeables.

## Analyse des résultats cliniques

Les résultats cliniques sont bons ou excellents dans 95,6% des cas selon le score de Harris (Harris moyen 96,3 points) et dans 94,9% des cas selon le score de PMA (PMA moyen 17,4 points). Ces résultats sont comparables à ceux de la littérature pour le même implant (Tableau 4), mais avec un recul moyen supérieur [24–28].

| étude | cotyle | hanches (n=) | recul (ans) | PMA moyen | Harris moyen |
|---|---|---|---|---|---|
| Long 2009 [25] | Durom® | 207 | 1,6 | | 87 |
| Illgen 2010 [24] | Durom® | 63 | 1 | | 89,7 |
| Berton 2010 [28] | Durom® | 100 | 3,6 | 17,3 | 93,9 |
| Mertl 2010 [26] | Durom® | 106 | 2,5 | 17 | |
| Lardanchet 2012 [27] | Durom® | 24 | 2 | 17,5 | |
| Saragaglia 2014 | Durom® | 156 | 6,7 | 17,4 | 96,3 |

Tableau 4 : comparaison des scores cliniques dans les séries de Durom® de la littérature

Comme dans les séries de PTH métal-métal grosses têtes de la littérature, aucun cas de luxation prothétique n'a été mis en évidence [24,27–30]. Cette stabilité ne se fait pas au dépend des amplitudes articulaires puisque l'item mobilité du score de Harris est très satisfaisant (4,9 sur 5) et comparable aux autres séries de prothèses à grosses têtes [5,6].

Nos résultats cliniques avec le couple de frottement métal-métal à grosse tête sont comparables à ceux du couple de frottement de référence qui est le métal-polyéthylène à tête de 22,2 mm de diamètre [31–36] (tableau 5).

| étude | hanches (n=) | recul (ans) | PMA moyen | PMA > 16 | Harris moyen | Harris > 80 |
|---|---|---|---|---|---|---|
| Wroblewski 2003 [31] | 71 | 6 | | 96% | | 96% |
| Kerboull 2004 [32] | 286 | 10 | 17,2 | | | |
| Hulleberg 2008 [33] | 138 | 13 | 15,1 | | 83 | 83% |
| Bjorgul 2010 [34] | 240 | 10 | | | 87,9 | |
| Liang 2010 [35] | 77 | 6 | | | 96,5 | |
| Mesnil 2014 [36] | 105 | 10 | 14,2 | | | |
| notre série | 156 (Durom®) | 6,7 | 17,4 | 95,60% | 96,3 | 94,90% |

Tableau 5 : Comparaison des scores cliniques de notre série à ceux des séries de métal-polyéthylène de la littérature.

## Analyse de la survie

Le taux d'échecs de l'implant cotyloïdien (4,5%) de notre série est légèrement inférieur à celui des séries de cotyles Durom® de la littérature, qui varie de 0,8% à 31% (moyenne 11%, médiane 8,7%), avec des reculs moyens inférieurs à celui de notre série [24,25,27,28,37,38] (tableau 6).

| étude | cotyle | hanches (n=) | recul (ans) | échecs cotyloïdiens (%) |
|---|---|---|---|---|
| Long 2009 [25] | Durom® | 207 | 1,6 | 15 |
| Illgen 2010 [24] | Durom® | 63 | 1 | 11,1 |
| Berton 2010 [28] | Durom® | 100 | 3,6 | 5 |
| Ng 2011 [38] | Durom® | 297 | 2 | 31 |
| Lardanchet 2012 [27] | Durom® | 24 | 2 | 8,3 |
| Althuizen 2012 [37] | Durom® | 64 | 3,1 | 9 |
|  |  |  | 10 | 14,2 |
| Hutt 2012 [12] | Durom® | 84 | 5 | 0,8 |
| Saragaglia 2014 | Durom® | 156 | 6,7 | 4,5 |

**Tableau 6 : comparant les taux de reprises cotyloïdiennes des séries de Durom® de la littérature**

En considérant comme échec une reprise avec changement d'implant toute étiologie confondue, le taux d'échec global de l'arthroplastie à 80 mois de recul moyen (8,3%) est comparable aux résultats des registres nationaux sur lesquels s'appuie l'HAS dans son rapport de mai 2013. Ces registres évaluent le couple métal-métal sans différencier le diamètre de la tête et le laboratoire concepteur [10]. Ainsi le registre anglo-gallois recense 6,96% de reprises à 5 ans [11], le registre australien compte 7,3% à 7 ans sur 19 000 prothèses [9], et le registre néo-zélandais compte 4,2% de reprises à 5 ans sur 5 800 prothèses.

La répartition des causes de reprises (figure 9) est comparable à celle de la série multicentrique de la SOFCOT, tous couples de frottement confondus [39], en ce qui concerne les descellements aseptiques et les reprises acétabulaires (42% pour 53% dans notre série), et les fractures périprothétiques (12% pour 14% dans notre série). Par contre, l'incidence de reprises pour sepsis est plus élevée dans notre série (31% pour 11% dans la série SOFCOT), ce qui est inattendu puisque sur une série de 213 prothèses opérées dans le même service et par le même opérateur, le taux de sepsis tardif était de 1% [29]. Ce pourcentage est également gonflé par l'absence d'autres complications (luxations, usure, fracture d'implants).

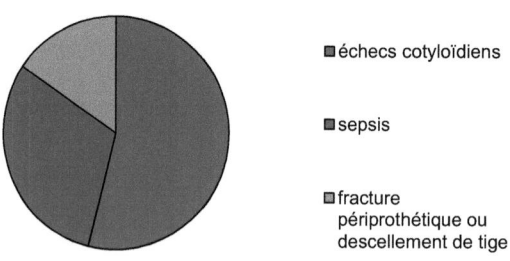

**Figure 9 : Causes de reprises**

Nous avions réalisé une étude préliminaire sur cette série, en 2009 avec un recul moyen de 38 mois [40]. Nous obtenions 2,7% d'échecs acétabulaires imputables au cotyle Durom®, et 4,5% de douleurs persistantes « inexpliquées ». L'évolution de cette série à 80 mois de recul moyen est donc linéaire, sans point de rupture de la courbe de survie cotyloïdienne comme le montre la fonction logarithmique des échecs cotyloïdiens (figure 10).

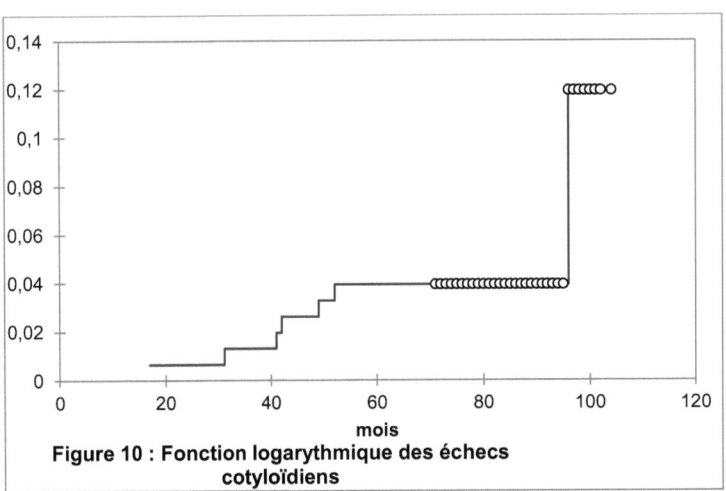

Figure 10 : Fonction logarythmique des échecs cotyloïdiens

Contrairement aux séries de Hutt et al (12) ou de Ng et al (30) nous n'avons pas mis en évidence d'inflexion de la courbe de survie : ni précoce pour des problèmes de tenue primaire, ni tardive pour des réactions allergiques. Notre série est au recul actuel comparable aux courbes des registres anglo-gallois (11) et australiens (32).

## Analyse des échecs

### Caractéristiques démographiques

Aucune différence significative entre notre échantillon d'échecs et la série globale n'a pu être mise en évidence. Mais nous remarquons dans nos échecs une prédominance féminine ce qui est décrit par De Haan et al [41], et une moyenne d'âge plus jeune ce qui est décrit par Stürup et al (42) et Bartelt et al [42,43]. Un IMC plus élevé a été retrouvé dans nos échecs mais aucune étude clinique n'a pu démontrer cette corrélation [44].

### Sur-fraisage du cotyle

Le sur-fraisage nous a permis d'obtenir un meilleur engagement des ailettes équatoriales dans la cavité, et la présence d'un contact intime entre l'arrière-fond acétabulaire et la pièce cotyloïdienne. Ainsi, il nous a permis d'optimiser le positionnement et la tenue primaire du cotyle, si bien que nous n'avons recensé qu'un seul cas de migration précoce cotyloïdienne. Cette adaptation technique a par la suite été décrite par Triclot et Mertl [45] dans une note destinée aux utilisateurs de cotyle Durom®.

Par contre, toutes les reprises chirurgicales avec changement de la pièce cotyloïdienne ont montré une faible intégration osseuse secondaire du cotyle (figure 11), et son ablation s'est déroulée sans perte de substance osseuse (25, 38, 45). Matthies et al (46) ont montré la très faible ostéointégration de la cupule Durom®, et ceci d'autant plus qu'il existe un liseré de l'arrière-fond cotyloïdien, confirmant ainsi qu'il est capital d'obtenir une tenue primaire satisfaisante.

Il est décrit que ces échecs d'ostéointégration secondaire peuvent être liés au revêtement de l'implant. La taille des pores du revêtement en titane Porolock® du cotyle Durom® varie de 20 à 60 µm alors que la taille optimale des pores serait entre 100 et 400 µm [47].

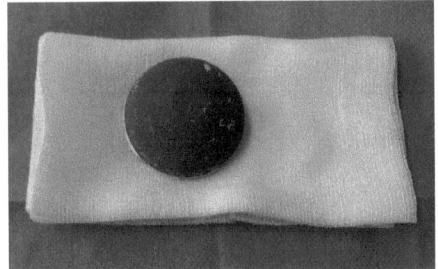

Figure 11 : faible ostéointégration d'un cotyle Durom® explanté à 3 ans

### « Edge loading » ou hyper-appui en bord de cupule

L'inclinaison optimale du cotyle est définie par une « safe zone », entre 45° et 60° d'inclinaison par rapport à la perpendiculaire à la ligne des U radiologiques (48, 49). Une inclinaison inférieure à 45 degrés conduit à un hyper-appui en bord de cupule (ou edge loading des anglo-saxons)

[28,50–52], entrainant une libération de débris métalliques pouvant conduire à des réactions adverses inflammatoires locales.

L'inclinaison moyenne dans notre étude était de 55,9° (figure 12), ce qui est supérieur à celle des autres séries de Durom® : Berton et al [28] - 49,2°-, Lardanchet et al [27] -50.9°-, Mertl et al [26] -48,6°-, Long et al [25] -41.3°-. Lardanchet et Berton ont d'ailleurs bien montré la corrélation entre une cupule verticale et des réactions allergiques locales ou des douleurs chroniques postopératoires.

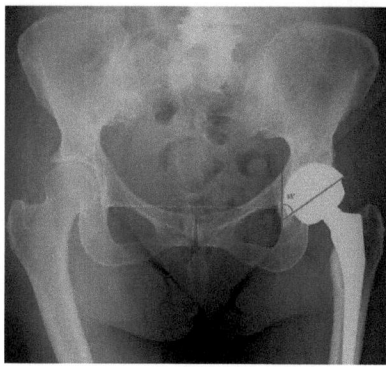

**Figure 12 : Inclinaison de 55° par rapport à la verticale des U radiologiques**

L'antéversion du cotyle n'a pas pu être évaluée avec précision sur des radiographies simples de face et de profil, mais la stratégie opératoire était de s'inscrire dans l'antéversion native du cotyle. A défaut, l'objectif était une antéversion de 15°, ce qui reste dans les limites de la « safe zone » (inférieure à 20°) (28, 48).

In vitro, il a été prouvé que l'obésité augmentait les charges, le « edge loading » et la production de débris métalliques [53] sans qu'aucune étude clinique ne le confirme (l'IMC était élevé dans nos échecs).

## « Trunionite » ou corrosion à la jonction cône – manchon adaptateur

Lavigne et al (54) ont évoqué le rôle du matériau du manchon adaptateur et ils précisent qu'un manchon en chrome-cobalt favorise la corrosion à la jonction entre la tige en titane et le manchon adaptateur en chrome-cobalt » (trunionite). Cela se matérialise par la présence de métallose au niveau du cône morse lors des reprises chirurgicales.

Le cotyle Durom® présente un manchon en chrome-cobalt, contrairement à celui du cotyle Magnum® (Biomet Inc, Warsaw, IN, USA) qui est en titane et qui limite cette corrosion.

Or, la métallose n'était présente que lors de 2 des 7 reprises, et le taux d'échecs de notre série s'approche de celui du cotyle Magnum® (de 1,6% à 2,7%, au recul maximal de 5 ans) (42, 55–57).

Ce faible taux de trunionite peut s'expliquer par le fait que nous avions choisi d'implanter une majorité de col courts (75%). En effet, il est démontré que la biomécanique des implants à grosse tête tend à augmenter l'offset global de la hanche (26, 58) (figure 13), ce qui est mal toléré sur le plan fonctionnel [58]. Les cols courts nous ont permis de se rapprocher de l'offset global natif.

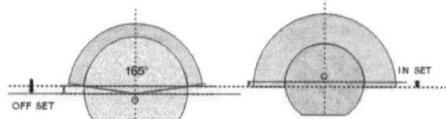

**Figure 13 : L'offset augmente avec la taille de la tête fémorale**

Bishop et al (4) ont par ailleurs démontré que la qualité de l'impaction du cône morse, et surtout la longueur du col influait sur la trunionite [4]. Les manchons à col long augmentent les surcharges asymétriques sur le cône morse, ce qui favorise la corrosion, alors que les manchons à col court répartissent les charges de manière symétrique sur le cône (figure 13).

## Analyse des résultats subjectifs

Les douleurs résiduelles de l'aine sont une complication fréquente des prothèses à grosses tête métallique [59]. L'analyse de la littérature en retrouve chez 11% à 21% des patients selon les séries (24, 28, 42, 43, 61).

Nous en avons retrouvée chez 10,2% des patients de notre série, dont 4,5% ont conduit à une reprise de l'implant cotyloïdien. Ce chiffre peut être expliqué par le faible taux de « edge loading » (inclinaison moyenne du cotyle 55,9°) qui est un facteur de douleurs résiduelles [28]. Les patients jeunes et de sexe féminin sont aussi des facteurs prédisposant aux douleurs résiduelles (43, 60), or notre population comporte une prédominance masculine due à nos critères d'exclusion, et une moyenne d'âge de 57,6 ans supérieure aux études de Bartelt et al [43] et Migaud et al [61].

L'objectif d'antéversion modérée (15°) s'inscrivant dans l'antéversion native, permettrait de limiter le conflit antérieur avec le tendon du muscle iliopsoas [62].

En revanche, il est décrit que ces hanches douloureuses pourraient être dues à la mauvaise fixation secondaire du composant acétabulaire, y compris en l'absence de signe radiologique évident [28,40]. Ces échecs auraient alors pour étiologie une micro-mobilité de l'implant acétabulaire liée à la petite taille des pores du revêtement cotyloïdien [40,47].

## Suivi des patients

Les recommandations de la Haute Autorité de Santé parues en mai 2013 préconisent pour les patients porteurs d'une prothèse totale de hanche à grosse tête métallique, une surveillance clinique et radiographique rapprochée. Cette surveillance doit inclure des dosages ioniques sanguins de chromémie et de cobaltémie en cas d'anomalie clinique ou radiologique.

Ces dosages ioniques ne semblent pas discriminants puisque toute interface métal-métal implantée peut augmenter la cobaltémie et la chromémie de patients asymptomatiques (61, 64, 65). La valeur des dosages ioniques n'est corrélé ni aux scores fonctionnels [65], ni à des pathologies systémiques [66]. Le risque carcinologique est encore débattu mais aucune corrélation n'a encore été montrée avec la cobaltémie ou la chromémie (14, 68).

Ainsi, les dosages ioniques systématiques chez les patients asymptomatiques ne sont pas recommandés en première intention par les autorités (HAS, AFFSAPS, The Hip Society).

En revanche, la Déclaration de Consensus Européen Multidisciplinaire de mai 2013 [68] précise qu'en cas de modifications cliniques ou radiologiques, il est nécessaire d'étayer le diagnostic, par une imagerie complémentaire telle que l'échographie ou le scanner, permettant de localiser une éventuelle réaction inflammatoire.

En pratique, une reprise chirurgicale ne peut être envisagée que sur des critères locaux de réaction allergique. Les examens topographiques comme l'échographie ou le scanner nous semblent donc avoir plus de valeur que les dosages ioniques systémiques. Les critères biologiques ou les réactions allergiques cutanées n'ont jamais été des critères suffisants pour envisager la reprise.

## Allergie aux métaux

Nous n'avons pas mis en évidence de relation entre la déclaration d'allergie aux métaux (nickel, chrome, cobalt) et l'échec du couple de frottement. En effet, 2 patients se déclarant allergiques au nickel avaient un résultat clinique très satisfaisant et un contrôle radiologique parfait, alors que 1 patiente se déclarant allergique au nickel a conduit à un échec du couple de frottement.

L'interrogatoire déclaratif ne semble pas être suffisant puisque nous n'avons recueilli que 3 cas (1,7%) d'allergie aux métaux, bijoux ordinaires, nickel, cobalt ou chrome. Le test diagnostique de certitude est le « patch test » ou test épicutané, et il est décrit que la prévalence de l'allergie au nickel dans la population générale serait de 3% à 19,9% [69,70].

La réalisation de tests épicutanés n'est pas non plus recommandé dans la surveillance des patients implantés [71]. Aucune étude n'a retrouvé d'augmentation du risque de reprise chirurgicale chez les patients atopiques [72–74]

## Limites de l'étude

Les limites inhérentes à cette étude sont liées à son niveau de preuve (niveau IV), et à son caractère rétrospectif. L'absence de réalisation de dosages ioniques sanguins systématiques est donc encore débattue dans la littérature mais il n'en existe aucune recommandation à l'heure actuelle, et son étude n'a pas sa place dans cette série qui est clinique. D'un point de vue radiologique, l'évaluation de l'antéversion du cotyle aurait pu être optimisée par la réalisation de scanner systématique mais elle nécessite un protocole lourd compte tenu de l'effectif, et la balance bénéfices risques aurait été au dépend de l'irradiation.

Par contre, ses points forts sont le recul important (plus de six ans de recul moyen), le plus long dans la littérature actuelle pour ce type de prothèses, et le taux de révision satisfaisant compte tenu du recul. Le type d'implant, le caractère mono opérateur de la série et la voie d'abord standardisée rendent la série très homogène et limitent les biais liés à la courbe d'apprentissage.

# **Conclusion**

Le cotyle Durom®, grâce à son couple de frottement métal-métal à grosse tête, montre des avantages propres, adaptés à la population jeune qui est ciblée, puisqu'il écarte le risque de luxation prothétique, prévient l'usure d'implant, et présente des résultats fonctionnels très satisfaisants et comparables au couple de frottement de référence.

Mais son couple de friction présente également des complications spécifiques non négligeables, conduisant à des reprises chirurgicales précoces, qui ont mené les autorités de santé françaises à ne plus recommander l'implantation de ce type de cotyle, et à stopper leur remboursement.

Le suivi des patients chez qui le cotyle Durom® a été implanté doit être régulier et rigoureux, afin de déceler au plus tôt les caractéristiques démographiques et mécaniques qui favorisent les échecs précoces.

Il doit concerner tous les patients implantés car aucun critère pronostique n'est complètement fiable. Mais la connaissance des phénomènes mécaniques favorisant ces réactions allergiques, nous permet de savoir que les patients présentant un cotyle vertical, un col prothétique long, et des signes de mauvaise tenue primaire doivent bénéficier d'une surveillance rapprochée.

Nous ne recommandons en aucun cas de réaliser des explantations systématiques du cotyle Durom®, au vu de nos résultats cliniques très satisfaisants. Mais la surveillance des patients doit comporter une consultation annuelle avec un contrôle radio clinique, et en cas de douleurs d'apparition récente nous conseillons la réalisation d'une échographie ou d'un scanner à la recherche d'un épanchement ou d'une masse intra ou péri-articulaire.

Ce suivi doit être prolongé puisque la courbe de survie de l'implant est linéaire jusqu'à plus de 6 ans de recul moyen, et il faudra surveiller à long terme l'absence de point de rupture tardif.

# Références

[1] Learmonth ID, Young C, Rorabeck C. The operation of the century: total hip replacement. The Lancet 2007;370:1508–19.

[2] Weber BG. Metal-metal total prosthesis of the hip joint: back to the future. Z Für Orthop Ihre Grenzgeb 1992;130:306–9.

[3] Weber BG, Semlitsch MF, Streicher RM. Total hip joint replacement using a CoCrMo metal-metal sliding pairing. Nihon Seikeigeka Gakkai Zasshi 1993;67:391–8.

[4] Bishop N, Witt F, Pourzal R, Fischer A, Rütschi M, Michel M. Wear patterns of taper connections in retrieved large diameter metal-on-metal bearings. J Orthop Res 2013;31:16–22.

[5] Zhou Y, Guo S, Liu Q, Tang J, Li Y. Influence of the femoral head size on early postoperative gait restoration after total hip arthroplasty. Chin Med J (Engl) 2009;122:1513–6.

[6] Zijlstra WP, van den Akker-Scheek I, Zee MJM, van Raay JJAM. No clinical difference between large metal-on-metal total hip arthroplasty and 28-mm-head total hip arthroplasty? Int Orthop 2011;35:1771–6.

[7] Cuckler JM, Moore KD, Lombardi AV Jr, McPherson E, Emerson R. Large versus small femoral heads in metal-on-metal total hip arthroplasty. J Arthroplasty 2004;19:41–4.

[8] Howie DW, Holubowycz OT, Middleton R, Large Articulation Study Group. Large femoral heads decrease the incidence of dislocation after total hip arthroplasty: a randomized controlled trial. J Bone Joint Surg Am 2012;94:1095–102.

[9] Graves SE, Rothwell A, Tucker K, Jacobs JJ, Sedrakyan A. A multinational assessment of metal-on-metal bearings in hip replacement. J Bone Joint Surg Am 2011;93-S3:43–7.

[10] Sedrakyan A, Normand S-LT, Dabic S, Jacobs S, Graves S, Marinac-Dabic D. Comparative assessment of implantable hip devices with different bearing surfaces: systematic appraisal of evidence. BMJ 2011;343:743-4.

[11] Jameson SS, Baker PN, Mason J, Rymaszewska M, Gregg PJ, Deehan DJ, et al. Independent predictors of failure up to 7.5 years after 35 386 single-brand cementless total hip replacements: A retrospective cohort study using National Joint Registry data. Bone Jt J 2013;95-B:747–57.

[12] Hutt J, Dodd M, Briffa N, Bourke H, Hazlerigg A, Ward D. The Durom acetabular component. a concise follow-up of early revision rates at a minimum of 2 years. Hip Int J 2012;22:562–5.

[13] Devane PA, Horne JG, Martin K, Coldham G, Krause B. Three-dimensional polyethylene wear of a press-fit titanium prosthesis. Factors influencing generation of polyethylene debris. J Arthroplasty 1997;12:256–66.

[14] Visuri TI, Pukkala E, Pulkkinen P, Paavolainen P. Cancer incidence and causes of death among total hip replacement patients: a review based on Nordic cohorts with a special emphasis on metal-on-metal bearings. Proc Inst Mech Eng 2006;220:399–407.

[15] Charnley J. Total hip replacement by low-friction arthroplasty. Clin Orthop 1970;72:7–21.

[16] D'Aubigne RM, Postel M. Functional results of hip arthroplasty with acrylic prosthesis. J Bone Joint Surg Am 1954;36-A:451–75.

[17] Harris WH. Traumatic arthritis of the hip after dislocation and acetabular fractures: treatment by mold arthroplasty. An end-result

study using a new method of result evaluation. J Bone Joint Surg Am 1969;51:737–55.

[18] Engh CA, Massin P, Suthers KE. Roentgenographic assessment of the biologic fixation of porous-surfaced femoral components. Clin Orthop 1990;284:107–28.

[19] Epinette J-A. Radiographic assessment of cementless hip prostheses : the "ARA" scoring system 1999;9:91–4.

[20] DeLee JG, Charnley J. Radiological demarcation of cemented sockets in total hip replacement. Clin Orthop 1976;121:20–32.

[21] Gruen TA, McNeice GM, Amstutz HC. "Modes of failure" of cemented stem-type femoral components: a radiographic analysis of loosening. Clin Orthop 1979;141:17–27.

[22] Brooker AF, Bowerman JW, Robinson RA, Riley LH Jr. Ectopic ossification following total hip replacement. Incidence and a method of classification. J Bone Joint Surg Am 1973;55:1629–32.

[23] Doorn PF, Mirra JM, Campbell PA, Amstutz HC. Tissue reaction to metal on metal total hip prostheses. Clin Orthop 1996;329S:187–205.

[24] Illgen RL, Heiner JP, Squire MW, Conrad DN. Large-Head Metal-on-Metal Total Hip Arthroplasty Using the Durom Acetabular Component at Minimum 1-Year Interval. J Arthroplasty 2010;25:26–30.

[25] Long WT, Dastane M, Harris MJ, Wan Z, Dorr LD. Failure of the Durom Metasul® Acetabular Component. Clin Orthop Relat Res 2010;468:400–5.

[26] Mertl P, Boughebri O, Havet E, Triclot P, Lardanchet J-F, Gabrion A. Large diameter head metal-on-metal bearings total hip arthroplasty: preliminary results. Orthop Traumatol Surg Res 2010;96:14–20.

[27] Lardanchet J-F, Taviaux J, Arnalsteen D, Gabrion A, Mertl P. One-year prospective comparative study of three large-diameter metal-on-metal total hip prostheses: serum metal ion levels and clinical outcomes. Orthop Traumatol Surg Res 2012;98:265–74.

[28] Berton C, Girard J, Krantz N, Migaud H. The Durom Large Diameter Head acetabular component: early results with a large-diameter metal-on-metal bearing. J Bone Jt Surg - Br 2010;92-B:202–8.

[29] Bouchet R, Mercier N, Saragaglia D. Posterior approach and dislocation rate: a 213 total hip replacements case-control study comparing the dual mobility cup with a conventional 28-mm metal head/polyethylene prosthesis. Orthop Traumatol Surg Res 2011;97:2–7.

[30] Saragaglia D, Ruatti S, Refaie R. Relevance of a press-fit dual mobility cup to deal with recurrent dislocation of conventional total hip arthroplasty: a 29-case series. Eur J Orthop Surg Traumatol Orthopédie Traumatol 2013;23:431–6.

[31] Wroblewski BM, Siney PD, Fleming PA. Wear of enhanced ultra-high molecular-weight polyethylene (Hylamer) in combination with a 22.225 mm diameter zirconia femoral head. J Bone Joint Surg Br 2003;85:376–9.

[32] Kerboull L, Hamadouche M, Courpied JP, Kerboull M. Long-term results of Charnley-Kerboull hip arthroplasty in patients younger than 50 years. Clin Orthop 2004;418:112–8.

[33] Hulleberg G, Aamodt A, Espehaug B, Benum P. A clinical and radiographic 13-year follow-up study of 138 Charnley hip arthroplasties in patients 50-70 years old: comparison of university hospital data and registry data. Acta Orthop 2008;79:609–17.

[34] Bjørgul K, Novicoff WM, Andersen ST, Brevig K, Thu F, Wiig M, et al. The Charnley stem: clinical, radiological and survival data after 11-14 years. Orthop Traumatol Surg Res 2010;96:97–103.

[35] Liang TJ, You MZ, Xing PF, Bin S, Ke ZZ, Jing Y. Uncemented total hip arthroplasty in patients younger than 50 years: a 6- to 10-year follow-up study. Orthopedics 2010;33:166-71.

[36] Mesnil P, Vasseur L, Wavreille G, Fontaine C, Duquennoy A, Migaud H. Is cemented metal-polyethylene 22.2mm hip arthroplasty a gold standard? Results of a series of 105 primary arthroplasties at a minimum of ten years follow-up. Orthop Traumatol Surg Res 2014;100:369–73.

[37] Althuizen MNR, V Hooff ML, v d Berg-v Erp SHM, V Limbeek J, Nijhof MW. Early failures in large head metal-on-metal total hip arthroplasty. Hip Int J 2012;22:641–7.

[38] Ng VY, Arnott L, McShane MA. Perspectives in managing an implant recall: revision of 94 Durom Metasul acetabular components. J Bone Joint Surg Am 2011;93:101–5.

[39] Delaunay C, Hamadouche M, Girard J, Duhamel A, SoFCOT Group. What are the causes for failures of primary hip arthroplasties in France? Clin Orthop 2013;471:3863–9.

[40] Rubens Duval B, Estour G, Mercier N, Carpentier E, Saragaglia D. Prothèse totales de hanches à couple de friction métal métal de grand diamètre : résultats d'une série de 149 cotyles Durom au recul moyen de 38 mois. In: Arthroplastie totale de hanche de 1ere intention A la recherche du gold standard. Sauramps Medical. 2009:439-47.

[41] De Haan R, Campbell PA, Su EP, De Smet KA. Revision of metal-on-metal resurfacing arthroplasty of the hip: the influence of malpositioning of the components. J Bone Joint Surg Br 2008;90:1158–63.

[42] Stürup J, Dahl LB, Jensen K-E, Larsen A-B, Gebuhr P. Few adverse reactions to metal on metal articulation in total hip arthroplasty in a review study on 358 consecutive cases with 1 to 5 years follow-up. Open Orthop J 2012;6:366–70.

[43] Bartelt RB, Yuan BJ, Trousdale RT, Sierra RJ. The prevalence of groin pain after metal-on-metal total hip arthroplasty and total hip resurfacing. Clin Orthop 2010;468:2346–56.

[44] Sawalha S, Ravikumar R, Chowdhury EA, Massraf A. The effect of obesity on blood metal ion levels after hip resurfacing and metal-on-metal total hip replacement. Hip Int J 2012;22:107–12.

[45] Mertl P, Triclot P. Durom: Technique opératoire. Maîtrise Orthopédique 2006;157:38.

[46] Pailhe R, Reina N, Cavaignac E, Sharma A, Lafontan V, Laffosse J-M, et al. Prospective Study Comparing Functional Outcomes and Revision Rates Between Hip Resurfacing and Total Hip Arthroplasty: Preliminary Results for 2 Years. Orthop Rev 2013;5:3.

[47] Bobyn JD, Pilliar RM, Cameron HU, Weatherly GC. The optimum pore size for the fixation of porous-surfaced metal implants by the ingrowth of bone. Clin Orthop 1980;150:263–70.

[48] Liu F, Gross TP. A safe zone for acetabular component position in metal-on-metal hip resurfacing arthroplasty: winner of the 2012 Hap Paul award. J Arthroplasty 2013;28:1224–30.

[49] Crowninshield RD, Maloney WJ, Wentz DH, Humphrey SM, Blanchard CR. Biomechanics of large femoral heads: what they do and don't do. Clin Orthop 2004;429:102–7.

[50] De Haan R, Pattyn C, Gill HS, Murray DW, Campbell PA, De Smet K. Correlation between inclination of the acetabular component and metal ion levels in metal-on-metal hip resurfacing replacement. J Bone Joint Surg Br 2008;90:1291–7.

[51] Hart AJ, Skinner JA, Henckel J, Sampson B, Gordon F. Insufficient Acetabular Version Increases Blood Metal Ion Levels after Metal-on-metal Hip Resurfacing. Clin Orthop Relat Res 2011;469:2590–7.

[52] Kwon Y-M, Glyn-Jones S, Simpson DJ, Kamali A, McLardy-Smith P, Gill HS, et al. Analysis of wear of retrieved metal-on-metal hip resurfacing implants revised due to pseudotumours. J Bone Joint Surg Br 2010;92:356–61.

[53] Nassutt R, Wimmer MA, Schneider E, Morlock MM. The influence of resting periods on friction in the artificial hip. Clin Orthop 2003;407:127–38.

[54] Kostensalo I, Seppänen M, Mäkelä K, Mokka J, Virolainen P, Hirviniemi J. Early results of large head metal-on-metal hip arthroplasties. Scand J Surg SJS 2012;101:62–5.

[55] Mokka J, Junnila M, Seppänen M, Virolainen P, Pölönen T, Vahlberg T, et al. Adverse reaction to metal debris after ReCap-M2A-Magnum large-diameter-head metal-on-metal total hip arthroplasty. Acta Orthop 2013;84:549–54.

[56] Meding JB, Meding LK, Keating EM, Berend ME. Low Incidence of Groin Pain and Early Failure with Large Metal Articulation Total Hip Arthroplasty. Clin Orthop Relat Res 2012;470:388–94.

[57] Sariali E, Lazennec JY, Khiami F, Catonné Y. Mathematical evaluation of jumping distance in total hip arthroplasty: Influence of abduction angle, femoral head offset, and head diameter. Acta Orthop 2009;80:277–82.

[58] Liebs TR, Nasser L, Herzberg W, Rüther W, Hassenpflug J. The influence of femoral offset on health-related quality of life after total hip replacement. Bone Jt J 2014;96-B:36–42.

[59] O'Sullivan M, Tai CC, Richards S, Skyrme AD, Walter WL, Walter WK. Iliopsoas tendonitis a complication after total hip arthroplasty. J Arthroplasty 2007;22:166–70.

[60] Lavigne M, Laffosse J-M, Ganapathi M, Girard J, Vendittoli P. Residual groin pain at a minimum of two years after metal-on-metal THA with a twenty-eight-millimeter femoral head, THA with a large-diameter femoral head, and hip resurfacing. J Bone Joint Surg Am 2011;93-S 2:93–8.

[61] Migaud H, Putman S, Krantz N, Vasseur L, Girard J. Cementless metal-on-metal versus ceramic-on-polyethylene hip arthroplasty in patients less than fifty years of age: a comparative study with twelve to fourteen-year follow-up. J Bone Joint Surg Am 2011;93-S2:137–42.

[62] Cobb JP, Davda K, Ahmad A, Harris SJ, Masjedi M, Hart AJ. Why large-head metal-on-metal hip replacements are painful: the anatomical basis of psoas impingement on the femoral head-neck junction. J Bone Joint Surg Br 2011;93:881–5.

[63] Girard J, Lavigne M, Vendittoli PA, Migaud H. Resurfaçage de hanche : état actuel des connaissances. Rev Chir Orthopédique Réparatrice Appar Mot 2008;94:715–30.

[64] Luetzner J, Krummenauer F, Lengel AM, Ziegler J, Witzleb W-C. Serum metal ion exposure after total knee arthroplasty. Clin Orthop 2007;461:136–42.

[65] Pelt CE, Bergeson AG, Anderson LA, Stoddard GJ, Peters CL. Serum metal ion concentrations after unilateral vs bilateral large-head metal-on-metal primary total hip arthroplasty. J Arthroplasty 2011;26:1494–500.

[66] Van Lingen CP, Ettema HB, Timmer JR, de Jong G, Verheyen CCPM. Clinical manifestations in ten patients with asymptomatic metal-on-metal hip arthroplasty with very high cobalt levels. Hip Int J 2013;23:441–4.

[67] Tharani R, Dorey FJ, Schmalzried TP. The risk of cancer following total hip or knee arthroplasty. J Bone Joint Surg Am 2001;83-A:774–80.

[68] Hannemann F, Hartmann A, Schmitt J, Lützner J, Seidler A, Campbell P, et al. European multidisciplinary consensus statement on the use and monitoring of metal-on-metal bearings for total hip replacement and hip resurfacing. Orthop Traumatol Surg Res 2013;99:263–71.

[69] Thyssen JP, Menné T. Metal allergy--a review on exposures, penetration, genetics, prevalence, and clinical implications. Chem Res Toxicol 2010;23:309–18.

[70] Goon ATJ, Goh CL. Metal allergy in Singapore. Contact Dermatitis 2005;52:130–2.

[71] Lombardi, Jr AV, Barrack RL, Berend KR, Cuckler JM, Jacobs JJ, Mont MA, et al. The Hip Society: algorithmic approach to diagnosis and management of metal-on-metal arthroplasty. J Bone Jt Surg - Br 2012;94-B:14–8.

[72] Thyssen JP, Jakobsen SS, Engkilde K, Johansen JD, Søballe K, Menné T. The association between metal allergy, total hip arthroplasty, and revision. Acta Orthop 2009;80:646–52.

[73] Rau C, Thomas P, Thomsen M. [Metal sensitivity in patients with joint replacement arthroplasties before and after surgery]. Orthop 2008;37:102–10.

[74] Granchi D, Cenni E, Trisolino G, Giunti A, Baldini N. Sensitivity to implant materials in patients undergoing total hip replacement. J Biomed Mater Res B Appl Biomater 2006;77:257–64.

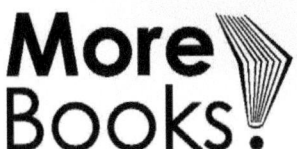 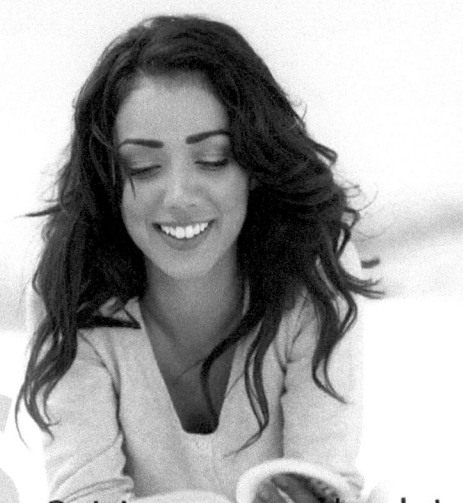

Oui, je veux morebooks!

# i want morebooks!

Buy your books fast and straightforward online - at one of the world's fastest growing online book stores! Environmentally sound due to Print-on-Demand technologies.

Buy your books online at
## www.get-morebooks.com

Achetez vos livres en ligne, vite et bien, sur l'une des librairies en ligne les plus performantes au monde! En protégeant nos ressources et notre environnement grâce à l'impression à la demande.

La librairie en ligne pour acheter plus vite
## www.morebooks.fr

OmniScriptum Marketing DEU GmbH
Heinrich-Böcking-Str. 6-8
D - 66121 Saarbrücken
Telefax: +49 681 93 81 567-9

info@omniscriptum.de
www.omniscriptum.de

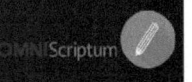

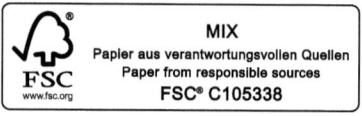

Printed by Books on Demand GmbH, Norderstedt / Germany